LE

SPIRITISME

A SA PLUS SIMPLE EXPRESSION

EXPOSÉ SOMMAIRE DE L'ENSEIGNEMENT DES ESPRITS

ET DE LEURS MANIFESTATIONS

PAR

ALLAN KARDEC

Auteur du *Livre des Esprits* et Directeur de la *Revue spirite*

Prix : 15 centimes

PARIS

CHEZ LES ÉDITEURS DU *LIVRE DES ESPRITS*

35, Quai des Grands-Augustins

LEDOYEN, LIBRAIRE, 31, Galerie d'Orléans (Palais-Royal)

Et au Bureau de la Revue Spirite, 59, rue et passage Ste-Anne

1862

LE

SPIRITISME

A SA PLUS SIMPLE EXPRESSION

EXPOSÉ SOMMAIRE DE L'ENSEIGNEMENT DES ESPRITS

ET DE LEURS MANIFESTATIONS

PAR

ALLAN KARDEC

Auteur du *Livre des Esprits* et Directeur de la *Revue spirite*

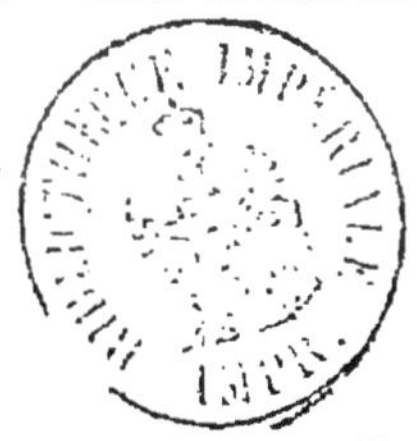

Prix : 15 centimes

PARIS

CHEZ LES ÉDITEURS DU *LIVRE DES ESPRITS*

35, Quai des Grands-Augustins

LEDOYEN, LIBRAIRE, 31, Galerie d'Orléans (Palais-Royal)

Et au Bureau de la Revue Spirite, 59, rue et passage Ste-Anne

1862

AVIS

Cette brochure, étant destinée à populariser les idées spirites, est vendue aux conditions suivantes :

Prix de chaque exemplaire, 15 centimes,
20 exemplaires ensemble, 2 francs, ou 10 centimes chacun.
Pour la poste, ajouter 5 centimes par exemplaire.

La traduction en toutes langues est autorisée, sous la seule condition de remettre 50 exemplaires à l'auteur.

LE SPIRITISME

A sa plus Simple Expression

HISTORIQUE DU SPIRITISME

Vers 1850, l'attention fut appelée aux États-Unis d'Amérique sur divers phénomènes étranges, consistant en bruits, coups frappés et mouvements d'objets sans cause connue. Ces phénomènes avaient souvent lieu spontanément, avec une intensité et une persistance singulières; mais on remarqua aussi qu'ils se produisaient plus particulièrement sous l'influence de certaines personnes, que l'on désigna sous le nom de *médiums*, et qui pouvaient en quelque sorte les provoquer à volonté, ce qui permit de répéter les expériences. On se servit surtout pour cela de tables, non que cet objet soit plus favorable qu'un autre, mais uniquement parce qu'il est mobile, plus commode, et qu'on s'assied plus facilement et plus naturellement autour d'une table qu'autour de tout autre meuble. On obtint de cette manière la rotation de la table, puis des mouvements en tous sens, des soubresauts, des renversements, des soulèvements, des coups frappés avec violence, etc. C'est le phénomène qui fut désigné, dans le principe, sous le nom de *tables tournantes* ou *danse des tables*.

Jusque-là le phénomène pouvait parfaitement s'expliquer par un courant électrique ou magnétique, ou par l'action d'un fluide inconnu, et ce fut même la première opinion que l'on s'en forma. Mais on ne tarda pas à reconnaître, dans ces phénomènes, des effets intelligents; ainsi le mouvement obéissait à la volonté; la table se dirigeait à droite ou à gauche vers une personne désignée, se dressait, au commandement, sur un ou deux pieds, frappait le nombre de coups demandés, battait la mesure, etc. Il demeura dès lors évident que la cause n'était pas purement physique, et d'après cet axiome que : *Si tout effet a une cause, tout effet intelligent doit avoir une cause intelligente*, on conclut que la cause de ce phénomène devait être une *intelligence*.

Quelle était la nature de cette intelligence? Là était la question. La première pensée fut que ce pouvait être un reflet de l'intelligence du médium ou des assistants, mais l'expérience en démontra bientôt l'impossibilité, parce qu'on obtint des choses complétement en dehors de la pensée et des connaissances des personnes présentes, et même en contradiction avec leurs idées, leur volonté et leur désir; elle ne pouvait donc appartenir qu'à un être invisible. Le moyen de s'en assurer était fort simple : il s'agissait d'entrer en conversation avec cet être, ce que l'on fit au moyen d'un nombre de coups de convention signifiant *oui* ou *non*, ou désignant les lettres de l'alphabet, et l'on eut de cette manière des réponses aux diverses questions qu'on lui adressait. C'est le phénomène qui fut désigné sous le nom de *tables parlantes*. Tous les êtres qui se communiquèrent de cette façon, interrogés sur leur nature, déclarèrent être *Esprits* et appartenir au monde invisible. Les mêmes effets s'étant produits dans un grand nombre de localités, par l'entremise de personnes différentes, et étant d'ailleurs observés par des hommes très sérieux et très éclairés, il n'était pas possible qu'on fût le jouet d'une illusion.

De l'Amérique ce phénomène passa en France et dans le reste de l'Europe où, pendant quelques années, les tables tournantes et parlantes furent à la mode, et devinrent l'amusement des salons; puis, quand on en eut assez, on les laissa de côté pour passer à une autre distraction.

Le phénomène ne tarda pas à se présenter sous un nouvel aspect, qui le fit sortir du domaine de la simple curiosité. Les bornes de cet abrégé ne nous permettant pas de le suivre dans toutes ses phases, nous passons, sans autre transition, à ce qu'il offre de plus caractéristique et qui fixa l'attention des gens sérieux.

Disons préalablement en passant que la réalité du phénomène rencontra de nombreux contradicteurs; les uns, sans tenir compte du désintéressement et de l'honorabilité des expérimentateurs, n'y virent qu'une jonglerie, un habile tour d'escamotage. Ceux qui n'admettent rien en dehors de la matière, qui ne croient qu'au monde visible, qui pensent que tout meurt avec le corps, les matérialistes, en un mot : ceux qui se qualifient d'*esprits forts*, rejetèrent l'existence des Esprits invisibles au rang des fables absurdes; ils taxèrent de folie ceux qui prenaient la chose au sérieux, et les accablèrent de sarcasmes et de railleries. D'autres, ne pouvant nier les faits, et sous l'empire d'un certain ordre d'idées, attribuèrent ces phénomènes à l'influence exclusive du *diable*, et cherchèrent par ce moyen à effrayer les timides. Mais aujourd'hui la peur du diable a singulièrement perdu de son prestige ; on en a tant parlé, on l'a point de tant de façons, qu'on s'est familiarisé avec cette idée, et que beaucoup se sont dit qu'il fallait profiter de l'occasion pour voir ce qu'il est réellement. Il en est résulté, qu'à part un petit nombre de femmes timorées, l'annonce de l'arrivée du vrai diable avait quelque chose de piquant pour ceux qui ne l'avaient vu qu'en peinture ou au théâtre; elle a été pour beaucoup de gens un puissant stimulant : de sorte que ceux qui ont voulu, par ce moyen, opposer une barrière aux idées nouvelles, ont été contre leur but, et sont devenus, sans le vouloir, des agents propagateurs d'autant plus efficaces qu'ils ont crié plus fort. Les autres critiques n'ont pas eu plus de succès, parce que, à des faits constatés, à des raisonnements catégoriques, ils n'ont pu opposer que des dénégations. Lisez ce qu'ils ont publié, partout vous trouverez la preuve de l'ignorance et de l'inobservation sérieuse des faits, et nulle part une démonstration péremptoire de leur impossibilité ; toute leur argumentation se résume ainsi : « Je ne crois pas, donc cela n'est pas; tous ceux qui croient sont des fous; nous seuls avons le privilége de la raison et du bon sens. » Le nombre des adeptes faits par la critique sérieuse ou bouffonne est incalculable, parce que partout on n'y trouve que des opinions personnelles, vides de preuves contraires. Poursuivons notre exposé.

Les communications par coups frappés étaient lentes et incomplètes ; on reconnut qu'en adaptant un crayon à un objet mobile: corbeille, planchette ou autre, sur lequel on posait les doigts, cet objet se mettait en mouvement et traçait des caractères. Plus tard on reconnut que ces objets n'étaient que des accessoires dont on pouvait se passer ; l'expérience démontra que l'Esprit agissant sur un corps inerte pour le diriger à volonté pouvait agir de même sur le bras ou la main pour conduire le crayon. On eut alors des *médiums écrivains*, c'est-à-dire des personnes écrivant d'une manière involontaire sous l'impulsion des Esprits, dont elles se trouvaient être ainsi les instruments et les interprètes. Dès ce moment les communications n'eurent plus de limites, et l'échange des pensées put se faire avec autant de rapidité et de développement qu'entre vivants. C'était un vaste champ ouvert à l'exploration, la découverte d'un monde nouveau : le monde des invisibles, comme le microscope avait fait découvrir le monde des infiniment petits.

Que sont ces Esprits? Quel rôle jouent-ils dans l'univers? Dans quel but se communiquent-ils aux mortels? Telles sont les premières questions qu'il s'agissait de résoudre. On sut bientôt, par eux-mêmes, que ce ne sont point des êtres à part dans la création, mais les propres âmes de ceux qui ont vécu sur la terre ou dans d'autres mondes; que ces âmes, après avoir dépouillé leur enveloppe corporelle, peuplent et parcourent l'espace. Il ne fut plus permis d'en douter quand on reconnut dans le nombre ses parents et ses amis, avec lesquels on put s'entretenir; quand ceux-ci vinrent donner la preuve de leur existence, démontrer qu'il n'y a de mort en eux que le corps, que leur âme ou Esprit vit toujours, qu'ils sont là, près de nous, nous voyant et nous observant comme de leur vivant, entourant de leur sollicitude ceux qu'ils ont aimés, et dont le souvenir est pour eux une douce satisfaction.

On se fait généralement des Esprits une idée complétement fausse; ce ne sont pas, comme beaucoup se les figurent, des êtres abstraits, vagues et indéfinis, ni quelque chose comme une lueur ou une étincelle; ce sont, au contraire, des êtres très réels, ayant leur individualité et une forme déterminée. On peut s'en faire une idée approximative par l'explication suivante :

Il y a en l'homme trois choses essentielles : 1° l'*âme* ou *Esprit*, principe intelligent en qui résident la pensée, la volonté et le sens moral ; 2° le *corps*, enveloppe matérielle, lourde et grossière, qui met l'Esprit en rapport avec le monde extérieur ; 3° le *périsprit*, enveloppe fluidique, légère, servant de lien et d'intermédiaire entre l'Esprit et le corps. Lorsque l'enveloppe extérieure est usée et ne peut plus fonctionner, elle tombe, et l'Esprit s'en dépouille comme le fruit se dépouille de sa coque, l'arbre de son écorce ; en un mot comme on quitte un vieil habit hors de service ; c'est ce qu'on appelle la *mort*. La mort n'est donc autre chose que la destruction de la grossière enveloppe de l'Esprit : le corps seul meurt, l'Esprit ne meurt pas. Pendant la vie, l'Esprit est en quelque sorte comprimé par les liens de la matière à laquelle il est uni, et qui souvent paralyse ses facultés ; la mort du corps le débarrasse de ses liens ; il s'en dégage et recouvre sa liberté, comme le papillon en sortant de sa chrysalide ; mais il ne quitte que le corps matériel : il conserve le périsprit, qui constitue pour lui une sorte de corps éthéré, vaporeux, impondérable pour nous et de forme humaine, qui paraît être la forme type. Dans son état normal, le périsprit est invisible, mais l'Esprit peut lui faire subir certaines modifications qui le rendent momentanément accessible à la vue et même au toucher, comme cela a lieu pour la vapeur condensée ; c'est ainsi qu'ils peuvent quelquefois se montrer à nous dans les apparitions. C'est à l'aide du périsprit que l'Esprit agit sur la matière inerte, et produit les divers phénomènes de bruit, de mouvements, d'écriture, etc.

Les coups et les mouvements sont, pour les Esprits, des moyens d'attester leur présence et d'appeler sur eux l'attention, absolument comme lorsqu'une personne frappe pour avertir qu'il y a quelqu'un. Il en est qui ne se bornent pas à des bruits modérés, mais qui vont jusqu'à faire un vacarme pareil à celui de la vaisselle qui se brise, de portes qui s'ouvrent et se ferment, ou de meubles que l'on renverse.

A l'aide des coups et des mouvements de convention, ils ont pu exprimer leurs pensées, mais l'écriture leur offre le moyen le plus complet, le plus rapide et le plus commode, aussi est-ce celui qu'ils préfèrent. Par la même raison qu'ils peuvent faire former des caractères, ils peuvent guider la main pour faire tracer des dessins, écrire de la musique, exécuter un morceau sur un instrument; en un mot, à défaut de leur propre corps qu'ils n'ont plus, ils se servent de celui du médium pour se manifester aux hommes d'une manière sensible.

Les Esprits peuvent encore se manifester de plusieurs manières, entre autres par la vue et par l'audition. Certaines personnes, dites *médiums auditifs*, ont la faculté de les entendre, et peuvent ainsi converser avec eux; d'autres les voient: ce sont les *médiums voyants*. Les Esprits qui se manifestent à la vue se présentent généralement sous une forme analogue à celle qu'ils avaient de leur vivant, mais vaporeuse; d'autres fois, cette forme a toutes les apparences d'un être vivant, au point de faire complétement illusion, et qu'on les a quelquefois pris pour des personnes en chair et en os, avec lesquelles on a pu causer et échanger des poignées de mains, sans se douter qu'on avait affaire à des Esprits, autrement que par leur disparition subite.

La vue permanente et générale des Esprits est fort rare, mais les apparitions individuelles sont assez fréquentes, surtout au moment de la mort; l'Esprit dégagé semble se hâter d'aller revoir ses parents et ses amis, comme pour les avertir qu'il vient de quitter la terre et leur dire qu'il vit toujours. Que chacun recueille ses souvenirs, et l'on verra combien de faits authentiques de ce genre, dont on ne se rendait pas compte, ont eu lieu non-seulement la nuit, pendant le sommeil, mais en plein jour et à l'état de veille le plus complet. Jadis on regardait ces faits comme surnaturels et merveilleux, et on les attribuait à la magie et à la sorcellerie; aujourd'hui les incrédules les mettent sur le compte de l'imagination; mais depuis que la science spirite en a donné la clef, on sait comment ils se produisent, et qu'ils ne sortent pas de l'ordre des phénomènes naturels.

On croit encore que les Esprits, par cela seul qu'ils sont Esprits, doivent avoir la souveraine science et la souveraine sagesse : c'est une erreur que l'expérience n'a pas tardé à démontrer. Parmi les communications données par les Esprits, il y en a qui sont sublimes de profondeur, d'éloquence, de sagesse, de morale, et ne respirent que la bonté et la bienveillance; mais, à côté de cela, il y en a de très vulgaires, de légères, de triviales, de grossières même, et par lesquelles l'Esprit révèle les instincts les plus pervers. Il est donc évident qu'elles ne peuvent émaner de la même source, et que, s'il y a de bons Esprits, il y en a aussi de mauvais. Les Esprits n'étant autre chose que les âmes des hommes, ils ne peuvent naturellement pas devenir parfaits en quittant leur corps; jusqu'à ce qu'ils aient progressé, ils conservent les imperfections de la vie corporelle, c'est pourquoi on en voit de tous les degrés de bonté et de méchanceté, de savoir et d'ignorance.

Les Esprits se communiquent généralement avec plaisir, et c'est pour eux une satisfaction de voir qu'on ne les a pas oubliés ; ils décrivent volontiers leurs impressions en quittant la terre, leur nouvelle situation, la nature de leurs joies ou de leurs souffrances dans le monde où ils se trouvent : les uns sont très heureux, d'autres malheureux, quelques-uns même endurent d'horribles tourments, selon la manière dont ils ont vécu, et l'emploi bon ou mauvais, utile ou inutile qu'ils ont fait de la vie. En les observant dans toutes les phases de leur nouvelle existence, selon la position qu'ils ont occupée sur la terre, leur genre de mort, leur caractère et leurs habitudes comme hommes, on arrive à une connaissance, sinon complète, du moins assez précise du monde invisible pour se rendre compte de notre état futur, et pressentir le sort heureux ou malheureux qui nous y attend.

Les instructions données par les Esprits d'un ordre élevé sur tous les sujets qui intéressent l'humanité, les réponses qu'ils ont faites aux questions qui leur ont été proposées, ayant été recueillies et coordonnées avec soin, constituent toute une science, toute une doctrine morale et philosophique sous le nom de *Spiritisme*. *Le Spiritisme est donc la doctrine fondée sur l'existence, les manifestations et l'enseignement des Esprits*. Cette doctrine se trouve exposée d'une manière complète dans le *Livre des Esprits*, pour la partie philosophique, et dans le *Livre des Médiums*, pour la partie pratique et expérimentale. On peut juger, par l'analyse que nous donnons ci-après de ces ouvrages, de la variété, de l'étendue et de l'importance des matières qu'elle embrasse.

Ainsi qu'on l'a vu, le Spiritisme a eu son point de départ dans le phénomène vulgaire des tables tournantes; mais comme ces faits parlent plus aux yeux qu'à l'intelligence, qu'ils éveillent plus de curiosité que de sentiments, la curiosité satisfaite, on s'y est d'autant moins intéressé qu'on ne les comprenait pas. Il n'en a plus été de même quand la théorie est venue en expliquer la cause; quand surtout on a vu que de ces tables tournantes, dont on s'était un instant amusé, sortait toute une doctrine morale parlant à l'âme, dissipant les angoisses du doute, satisfaisant à toutes les aspirations laissées dans le vague par un enseignement incomplet sur l'avenir de l'humanité, les gens sérieux ont accueilli la nouvelle doctrine comme un bienfait, et dès lors, loin de décliner, elle a grandi avec une incroyable rapidité; dans l'espace de trois ou quatre ans, elle a rallié dans tous les pays du monde, et surtout parmi les gens éclairés, d'innombrables partisans qui s'augmentent tous les jours dans une proportion extraordinaire, de telle sorte qu'on peut dire aujourd'hui que le Spiritisme a conquis droit de cité; il est assis sur des bases qui défient les efforts de ses adversaires plus ou moins intéressés à le combattre; et, la preuve en est, c'est que les attaques et les critiques n'ont pas ralenti sa marche un seul instant : ceci est un fait acquis à l'expérience, et dont les opposants n'ont jamais pu rendre raison; les Spirites disent tout simplement que s'il se propage malgré la critique, c'est qu'on le trouve bon, et qu'on préfère son raisonnement à celui de ses contradicteurs.

Le Spiritisme, pourtant, n'est point une découverte moderne; les faits et les principes sur lesquels il repose se perdent dans la nuit des temps, car on en trouve les traces dans les croyances de tous les peuples, dans toutes les religions, dans la plupart des écrivains sacrés et profanes; seulement les faits, incomplétement observés, ont souvent été interprétés selon les idées superstitieuses de l'ignorance, et l'on n'en avait pas déduit toutes les conséquences. En effet, le Spiritisme est fondé sur l'existence des Esprits; mais les Esprits n'étant autres que les âmes des hommes, depuis qu'il y a des hommes il y a des Esprits; le Spiritisme ne les a ni découverts ni inventés. Si les âmes ou Esprits peuvent se manifester aux vivants, c'est que cela est dans la nature, et dès lors ils ont dû le faire de tout temps; aussi de tout temps et partout trouve-t-on la preuve de ces manifestations, qui abondent surtout dans les récits bibliques. Ce qui est moderne, c'est l'explication logique des faits, la connaissance plus complète de la nature des Esprits, de leur rôle et de leur mode d'action, la révélation de notre état futur, enfin sa constitution, et son application pour le bonheur présent et à venir de l'homme. Les Anciens connaissaient le principe, les Modernes connaissent les détails. Dans l'antiquité, l'étude de ces phénomènes était le privilége de certaines castes qui ne les révélaient qu'aux initiés à leurs mystères; dans le moyen âge, ceux qui s'en occupaient ostensiblement étaient regardés comme sorciers et on les brûlait; mais aujourd'hui il n'y a de mystères pour personne, et on ne brûle plus personne; tout se passe au grand jour, et tout le monde est à même de s'éclairer et de pratiquer, car les médiums se trouvent partout, et chacun peut l'être plus ou moins soi-même.

La doctrine même qu'enseignent les Esprits aujourd'hui n'a rien de nouveau; on la trouve par fragments chez la plupart des philosophes de l'Inde, de l'Egypte et de la Grèce, et tout entière dans l'enseignement du Christ. Que vient donc faire alors le Spiritisme? Il vient confirmer par de nouveaux témoignages, démontrer par des faits, des vérités méconnues ou mal comprises, rétablir dans leur véritable sens celles qui ont été mal interprétées ou volontairement altérées.

Le Spiritisme n'apprend rien de nouveau, c'est vrai ; mais n'est-ce rien que de prouver d'une manière patente, irrécusable, l'existence de l'âme, sa survivance au corps, son individualité après la mort, son immortalité, les peines et les récompenses futures? Que de gens croient à ces choses, mais y croient avec une vague arrière-pensée d'incertitude, et se disent dans leur for intérieur : « Si pourtant cela n'était pas ! » Combien ont été conduits à l'incrédulité parce qu'on leur a présenté l'avenir sous un aspect que leur raison ne pouvait admettre! N'est-ce donc rien pour le croyant chancelant de pouvoir se dire : « Maintenant je suis sûr! » pour l'aveugle de revoir la lumière? Par les faits et par sa logique, le Spiritisme vient dissiper l'anxiété du doute, et ramener à la foi celui qui s'en était écarté ; en nous révélant l'existence du monde invisible qui nous entoure, et au milieu duquel nous vivons sans nous en douter, il nous fait connaître, par l'exemple de ceux qui ont vécu, les conditions de notre bonheur ou de notre malheur à venir ; il nous explique la cause de nos souffrances ici-bas et le moyen de les adoucir. Sa propagation aura pour effet inévitable la destruction des doctrines matérialistes qui ne peuvent résister à l'évidence. L'homme, convaincu de la grandeur et de l'importance de son existence future qui est éternelle, la compare à l'incertitude de la vie terrestre, qui est si courte, et s'élève, par la pensée, au-dessus des mesquines considérations humaines ; connaissant la cause et le but de ses misères, il les supporte avec patience et résignation, parce qu'il sait qu'elles sont un moyen d'arriver à un état meilleur.

l'exemple de ceux qui viennent d'outre-tombe décrire leurs joies et leurs douleurs, en prouvant la réalité de la vie future, prouve en même temps que la justice de Dieu ne laisse aucun vice sans punition, ni aucune vertu sans récompense ; en éloignant du mal, il donne un but à la pratique du bien, car ce ne sont plus ici de vagues théories, mais les faits mêmes qui se déroulent sous les yeux. Ajoutons enfin que les communications avec les êtres chéris que l'on a perdus procurent une douce consolation en prouvant non-seulement qu'ils existent, mais qu'on en est moins séparé que s'ils étaient vivants et dans un pays étranger.

En résumé, le Spiritisme adoucit l'amertume des chagrins de la vie ; il calme les désespoirs et les agitations de l'âme, dissipe les incertitudes ou les terreurs de l'avenir, arrête la pensée d'abréger la vie par le suicide ; par cela même il rend heureux ceux qui s'en pénètrent, et c'est là le grand secret de sa rapide propagation.

Au point de vue religieux, le Spiritisme a pour base les vérités fondamentales de toutes les religions : Dieu, l'âme, l'immortalité, les peines et les récompenses futures ; mais il est indépendant de tout culte particulier. En démontrant ces vérités par des preuves irrécusables, il ramène les incrédules aux idées religieuses et donne de la force à ceux qui chancellent ; mais il ne s'occupe nullement des dogmes spéciaux. Son but est de prouver que l'âme existe ; qu'elle subit après la mort du corps les conséquences de ce qu'elle a fait pendant la vie corporelle ; que, sans la pratique du bien et de la charité évangélique, l'homme ne peut assurer son bonheur ni dans ce monde ni dans l'autre ; or, ceci est de toutes les religions, c'est pourquoi il laisse chacun libre d'adorer Dieu selon sa conscience. Comme croyance, il est également de toutes les religions, de même qu'il est de tous les peuples, puisque, partout où il y a des hommes, il y a des âmes ou Esprits; que les manifestations des Esprits sont de tous les temps, et que le récit de ces manifestations se trouve dans toutes les religions sans exception. On peut donc être catholique grec ou romain, protestant, juif ou musulman, et croire aux manifestations des Esprits, et par conséquent être Spirite; la preuve en est, c'est que le Spiritisme a des adhérents dans toutes les sectes. Comme morale, il est essentiellement chrétien, parce que celle qu'il enseigne n'est que le développement et l'application de celle du Christ, la plus pure de toutes, et dont la supériorité n'est contestée par personne; or, la morale est de toutes les religions. Le Spiritisme étant indépendant de toute forme de culte, et n'en prescrivant aucun, ne constitue point une religion spéciale, et ne recommande à personne de quitter la sienne. A ceux qui lui demandent s'ils font bien de suivre telle ou telle pratique, il répond: « Si vous croyez bien faire, faites-le: Dieu tient compte de l'intention plus que du fait. »

Le Spiritisme combat, il est vrai, certaines croyances, telles que l'éternité des peines, le feu matériel de l'enfer, la personnalité du diable, etc.; mais n'est-il pas certain que ces croyances, imposées comme absolues, ont de tout temps fait des incrédules et en font tous les jours? Si le Spiritisme, en donnant de ses dogmes et de quelques autres une interprétation rationnelle, ramène à la foi ceux qui la désertent, ne rend-il pas service à la religion? Aussi un vénérable ecclésiastique disait-il à ce sujet: « Le Spiritisme fait croire à quelque chose; or, il vaut mieux croire à quelque chose que de ne rien croire du tout. »

Dans un exposé aussi sommaire on ne peut certainement pas s'attendre à trouver la solution de toutes les questions que soulève un aussi grave sujet; le Spiritisme, comme toutes les sciences, ne peut s'acquérir que par l'étude ; nous renvoyons donc ceux qui veulent l'approfondir aux ouvrages que nous avons publiés sur la matière ; ils y trouveront tous les développements nécessaires et la réponse à toutes les objections qui pourraient être faites.

On peut se faire une idée de l'ensemble de la doctrine enseignée par les Esprits d'après le résumé que nous en donnons ci-après :

RÉSUMÉ DE L'ENSEIGNEMENT DES ESPRITS.

1. Dieu est l'intelligence suprême, cause première de toutes choses.

Dieu est *éternel, unique, immatériel, immuable, tout-puissant, souverainement juste et bon*. Il doit être infini dans toutes ses perfections, car si l'on supposait un seul de ses attributs imparfaits, il ne serait plus Dieu.

2. Dieu a créé la matière qui constitue les mondes; il a aussi créé des êtres intelligents que nous nommons *Esprits*, chargés d'administrer les mondes matériels d'après les lois *immuables* de la création, et qui sont perfectibles par leur nature. En se perfectionnant, ils se rapprochent de la Divinité.

3. L'Esprit, proprement dit, est le principe intelligent; sa nature intime nous est inconnue; pour nous, il est immatériel, parce qu'il n'a aucune analogie avec ce que nous appelons matière.

4. Les Esprits sont des êtres individuels; ils ont une

enveloppe éthérée, impondérable, appelée *périsprit*, sorte de corps fluidique, type de la forme humaine. Ils peuplent les espaces, qu'ils parcourent avec la rapidité de l'éclair, et constituent le monde invisible.

5. L'origine et le mode de création des Esprits nous sont inconnus ; nous savons seulement qu'ils sont créés *simples et ignorants*, c'est-à-dire sans science et sans connaissance du bien et du mal, mais avec une égale aptitude pour tout, car Dieu, dans sa justice, ne pouvait affranchir les uns du travail qu'il aurait imposé aux autres pour arriver à la perfection. Dans le principe, ils sont dans une sorte d'enfance, sans volonté propre, et sans conscience parfaite de leur existence.

6. Le libre arbitre se développant chez les Esprits en même temps que les idées, Dieu leur dit : « Vous pouvez tous prétendre au bonheur suprême, lorsque vous aurez acquis les connaissances qui vous manquent et accompli la tâche que je vous impose. Travaillez donc à votre avancement; voilà le but : vous l'atteindrez en suivant les lois que j'ai gravées dans votre conscience. »

En conséquence de leur libre arbitre, les uns prennent la route la plus courte, qui est celle du bien, les autres la plus longue, qui est celle du mal.

7. Dieu n'a point créé le mal; il a établi des lois, et ces lois sont toujours bonnes, parce qu'il est souverainement bon; celui qui les observerait fidèlement serait parfaitement heureux; mais les Esprits, ayant leur libre arbitre, ne les ont pas toujours observées, et le mal est résulté pour eux de leur désobéissance. On peut donc dire que le bien est tout ce qui est conforme à la loi de Dieu, et le mal tout ce qui est contraire à cette même loi.

8. Pour concourir, comme agents de la puissance divine, à l'œuvre des mondes matériels, les Esprits

revêtent temporairement un corps matériel. Par le travail que nécessite leur existence corporelle, ils perfectionnent leur intelligence et acquièrent, en observant la loi de Dieu, les mérites qui doivent les conduire au bonheur éternel.

9. L'incarnation n'a point été imposée à l'Esprit, dans le principe, comme une punition; elle est nécessaire à son développement et à l'accomplissement des œuvres de Dieu, et tous doivent la subir, qu'ils prennent la route du bien ou celle du mal; seulement ceux qui suivent la route du bien avançant plus vite, sont moins longs à parvenir au but et y arrivent dans des conditions moins pénibles.

10. Les Esprits incarnés constituent l'humanité, qui n'est point circonscrite à la Terre, mais qui peuple tous les mondes disséminés dans l'espace.

11. L'âme de l'homme est un Esprit incarné. Pour le seconder dans l'accomplissement de sa tâche, Dieu lui a donné, comme auxiliaires, les animaux qui lui sont soumis, et dont l'intelligence et le caractère sont proportionnés à ses besoins.

12. Le perfectionnement de l'Esprit est le fruit de son propre travail; ne pouvant, dans une seule existence corporelle, acquérir toutes les qualités morales et intellectuelles qui doivent le conduire au but, il y arrive par une succession d'existences à chacune desquelles il fait quelques pas en avant dans la voie du progrès.

13. A chaque existence corporelle l'Esprit doit fournir une tâche proportionnée à son développement; plus elle est rude et laborieuse, plus il a de mérite à l'accomplir. Chaque existence est ainsi une épreuve qui le rapproche du but. Le nombre de ces existences est indéterminé. il dépend de la volonté de l'Esprit de l'abréger en travail-

lant activement à son perfectionnement moral; de même qu'il dépend de la volonté de l'ouvrier qui doit fournir un travail d'abréger le nombre des jours qu'il emploie à le faire.

14. Lorsqu'une existence a été mal employée, elle est sans profit pour l'Esprit, qui doit la recommencer dans des conditions plus ou moins pénibles en raison de sa négligence et de son mauvais vouloir; c'est ainsi que, dans la vie, on peut être astreint à faire le lendemain ce qu'on n'a pas fait la veille.

15. La vie spirituelle est la vie normale de l'Esprit: elle est éternelle; la vie corporelle est transitoire et passagère: ce n'est qu'un instant dans l'éternité.

16. Dans l'intervalle de ses existences corporelles, l'Esprit est *errant*. L'erraticité n'a pas de durée déterminée; dans cet état l'Esprit est heureux ou malheureux, selon le bon ou le mauvais emploi qu'il a fait de sa dernière existence; il étudie les causes qui ont hâté ou retardé son avancement; il prend les résolutions qu'il cherchera à mettre en pratique dans sa prochaine incarnation et choisit lui-même les épreuves qu'il croit les plus propres à son avancement; mais quelquefois il se trompe, ou succombe, en ne tenant pas, comme homme, les résolutions qu'il a prises comme Esprit.

17. L'Esprit coupable est puni par les souffrances morales dans le monde des Esprits, et par les peines physiques dans la vie corporelle. Ses afflictions sont la conséquence de ses fautes, c'est-à-dire de son infraction à la loi de Dieu; de sorte qu'elles sont à la fois une expiation du passé et une épreuve pour l'avenir: c'est ainsi que l'orgueilleux peut avoir une existence d'humiliation, le tyran une de servitude, le mauvais riche une de misère.

18. Il y a des mondes appropriés aux différents degrés d'avancement des Esprits, et où l'existence corporelle se trouve dans des conditions très différentes. Moins l'Esprit est avancé, plus les corps qu'il revêt sont lourds et matériels; à mesure qu'il se purifie, il passe dans des mondes supérieurs moralement et physiquement. La Terre n'est ni le premier ni le dernier, mais c'est un des plus arriérés.

19. Les Esprits coupables sont incarnés dans les mondes les moins avancés, où ils expient leurs fautes par les tribulations de la vie matérielle. Ces mondes sont pour eux de véritables purgatoires, mais d'où il dépend d'eux de sortir en travaillant à leur avancement moral. La Terre est un de ces mondes.

20. Dieu, étant souverainement juste et bon, ne condamne pas ses créatures à des châtiments perpétuels pour des fautes temporaires; il leur offre en tous temps les moyens de progresser et de réparer le mal qu'elles ont pu faire. Dieu pardonne, mais il exige le repentir, la réparation et le retour au bien; de sorte que la durée du châtiment est proportionnée à la persistance de l'Esprit dans le mal; que, par conséquent, le châtiment serait éternel pour celui qui resterait éternellement dans la mauvaise voie; mais, dès qu'une lueur de repentir entre dans le cœur du coupable, Dieu étend sur lui sa miséricorde. L'éternité des peines doit ainsi s'entendre dans le sens relatif, et non dans le sens absolu.

21. Les Esprits, en s'incarnant, apportent avec eux ce qu'ils ont acquis dans leurs existences précédentes; c'est la raison pour laquelle les hommes montrent instinctivement des aptitudes spéciales, des penchants bons ou mauvais qui semblent innés en eux.

Les mauvais penchants naturels sont les restes des

imperfections de l'Esprit, et dont il ne s'est pas entièrement dépouillé ; ce sont aussi les indices des fautes qu'il a commises, et le véritable *péché originel*. A chaque existence il doit se laver de quelques impuretés.

22. L'oubli des existences antérieures est un bienfait de Dieu qui, dans sa bonté, a voulu épargner à l'homme des souvenirs le plus souvent pénibles. A chaque nouvelle existence, l'homme est ce qu'il s'est fait lui-même : c'est pour lui un nouveau point de départ ; il connaît ses défauts actuels ; il sait que ces défauts sont la suite de ceux qu'il avait; il en conclut le mal qu'il a pu commettre, et cela lui suffit pour travailler à se corriger. S'il avait autrefois des défauts qu'il n'a plus, il n'a pas à s'en préoccuper ; il a assez de ses imperfections présentes.

23. Si l'âme n'a pas déjà vécu, c'est qu'elle est créée en même temps que le corps ; dans cette supposition, elle ne peut avoir aucun rapport avec celles qui l'ont précédée. On se demande alors comment Dieu, qui est souverainement juste et bon, peut l'avoir rendue responsable de la faute du père du genre humain, en l'entachant d'un péché originel qu'elle n'a pas commis. En disant, au contraire, qu'elle apporte en renaissant le germe des imperfections de ses existences antérieures ; qu'elle subit dans l'existence actuelle les conséquences de ses fautes passées, on donne du *péché originel* une explication logique que chacun peut comprendre et admettre, parce que l'âme n'est responsable que de ses propres œuvres.

24 La diversité des aptitudes innées, morales et intellectuelles, est la preuve que l'âme a déjà vécu ; si elle avait été créée en même temps que le corps actuel, il ne serait pas selon la bonté de Dieu d'avoir fait les

unes plus avancées que les autres. Pourquoi des sauvages et des hommes civilisés, des bons et des méchants, des sots et des gens d'esprit? En disant que les uns ont plus vécu que les autres et ont plus acquis, tout s'explique.

25. Si l'existence actuelle était unique et devait seule décider de l'avenir de l'âme pour l'éternité, quel serait le sort des enfants qui meurent en bas âge? N'ayant fait ni bien ni mal, ils ne méritent ni récompenses ni punitions. Selon la parole du Christ, chacun étant récompensé selon ses œuvres, ils n'ont pas droit au parfait bonheur des anges, ni mérité d'en être privés. Dites qu'ils pourront, dans une autre existence, accomplir ce qu'ils n'ont pu faire dans celle qui a été abrégée, et il n'y a plus d'exceptions.

26. Par le même motif, quel serait le sort des crétins et des idiots? N'ayant aucune conscience du bien et du mal, ils n'ont aucune responsabilité de leurs actes. Dieu serait-il juste et bon d'avoir créé des âmes stupides pour les vouer à une existence misérable et sans compensation? Admettez, au contraire, que l'âme du crétin et de l'idiot est un Esprit en punition dans un corps impropre à rendre sa pensée, où il est comme un homme fort comprimé par des liens, et vous n'aurez plus rien qui ne soit conforme à la justice de Dieu.

27. Dans ses incarnations successives, l'Esprit, s'étant peu à peu dépouillé de ses impuretés et perfectionné par le travail, arrive au terme de ses existences corporelles; il appartient alors à l'ordre des *purs Esprits* ou des *anges*, et jouit à la fois de la vue complète de Dieu et d'un bonheur sans mélange pour l'éternité.

28. Les hommes étant en expiation sur la terre, Dieu, en bon père, ne les a pas livrés à eux-mêmes sans gui-

des. Ils ont d'abord leurs Esprits protecteurs ou anges gardiens, qui veillent sur eux et s'efforcent de les conduire dans la bonne voie; ils ont encore les Esprits en mission sur la terre, Esprits supérieurs incarnés de temps en temps parmi eux pour éclairer la route par leurs travaux et faire avancer l'humanité. Bien que Dieu ait gravé sa loi dans la conscience, il a cru devoir la formuler d'une manière explicite; il leur a d'abord envoyé Moïse; mais les lois de Moïse étaient appropriées aux hommes de son temps; il ne leur a parlé que de la vie terrestre, de peines et de récompenses temporelles. Le Christ est venu ensuite compléter la loi de Moïse par un enseignement plus élevé : la pluralité des existences, la vie spirituelle, les peines et les récompenses morales. Moïse les conduisait par la crainte, le Christ par l'amour et la charité.

29. Le Spiritisme est la troisième manifestation éclatante de la puissance et de la bonté de Dieu; il prouve l'avenir par des faits patents; il dit en termes clairs et sans équivoque ce que le Christ a dit en paraboles; il explique les vérités méconnues ou faussement interprétées; il révèle l'existence du monde invisible ou des Esprits, et initie l'homme aux mystères de la vie future; il vient combattre le matérialisme, qui est une révolte contre la puissance de Dieu; il vient enfin établir parmi les hommes le règne de la charité et de la solidarité annoncé par le Christ. Moïse a labouré, le Christ a semé, le Spiritisme vient récolter.

30. Le Spiritisme n'est point une lumière nouvelle, mais une lumière plus éclatante, parce qu'elle surgit de tous les points du globe par la voix de ceux qui ont vécu. En rendant évident ce qui était obscur, il met fin aux interprétations erronées, et doit rallier les hommes

à une même croyance, parce qu'il n'y a qu'un seul Dieu, et que ses lois sont les mêmes pour tous; il marque enfin l'ère des temps prédits par le Christ et les prophètes.

31. Les maux qui affligent les hommes sur la terre ont pour cause l'orgueil, l'égoïsme et toutes les mauvaises passions. Par le contact de leurs vices, les hommes se rendent réciproquement malheureux et se punissent les uns par les autres. Que la charité et l'humilité remplacent l'égoïsme et l'orgueil, alors ils ne chercheront plus à se nuire; ils respecteront les droits de chacun, et feront régner entre eux la concorde et la justice.

32. Mais comment détruire l'égoïsme et l'orgueil qui semblent innés dans le cœur de l'homme? — L'égoïsme et l'orgueil sont dans le cœur de l'homme, parce que les hommes sont des Esprits qui ont suivi dès le principe la route du mal et qui ont été exilés sur la terre, en punition de ces mêmes vices; c'est encore là leur péché originel dont beaucoup ne se sont pas dépouillés. Par le Spiritisme, Dieu vient faire un dernier appel à la pratique de la loi enseignée par le Christ : la loi d'amour et de charité.

33. La terre étant arrivée au temps marqué pour devenir un séjour de bonheur et de paix, Dieu ne veut pas que les mauvais Esprits incarnés continuent d'y porter le trouble au préjudice des bons; c'est pourquoi ils devront disparaître. Ils iront expier leur endurcissement dans des mondes moins avancés, où ils travailleront à nouveau à leur perfectionnement dans une série d'existences plus malheureuses et plus pénibles encore que sur la terre.

Ils formeront dans ces mondes une nouvelle race plus éclairée et dont la tâche sera de faire progresser les êtres arriérés qui les habitent, à l'aide de leurs connaissances acquises. Ils n'en sortiront pour un monde meilleur que lorsqu'ils l'auront mérité, et ainsi de suite, jusqu'à ce qu'ils aient atteint la purification complète. Si la terre était pour eux un purgatoire, ces mondes seront leur enfer, mais un enfer d'où l'espérance n'est jamais bannie.

34. Tandis que la génération proscrite va disparaître rapidement, une nouvelle génération s'élève dont les croyances seront fondées sur le *Spiritisme chrétien*. Nous assistons à la transition qui s'opère, prélude de la rénovation morale dont le Spiritisme marque l'avénement.

MAXIMES EXTRAITES DE L'ENSEIGNEMENT DES ESPRITS.

35. Le but essentiel du Spiritisme est l'amélioration des hommes. Il n'y faut chercher que ce qui peut aider au progrès moral et intellectuel.

36. Le vrai Spirite n'est pas celui qui croit aux manifestations, mais celui qui met à profit l'enseignement donné par les Esprits. Rien ne sert de croire, si la croyance ne fait pas faire un pas en avant dans la voie du progrès, et ne rend pas meilleur pour son prochain.

37. L'égoïsme, l'orgueil, la vanité, l'ambition, la cupidité, la haine, l'envie, la jalousie, la médisance, sont pour l'âme des herbes vénéneuses dont il faut chaque jour arracher quelques brins et qui ont pour contre-poison : la *charité* et l'*humilité*.

38. La croyance au Spiritisme n'est profitable qu'à celui dont on peut dire : Il vaut mieux aujourd'hui qu'hier.

39. L'importance que l'homme attache aux biens temporels est en raison inverse de sa foi dans la vie spirituelle; c'est le doute sur l'avenir qui le porte à chercher ses joies en ce monde, en satisfaisant ses passions, fût-ce même aux dépens de son prochain.

40. Les afflictions sur la terre sont les remèdes de l'âme; elles la sauvent pour l'avenir comme une opération chirurgicale douloureuse sauve la vie d'un malade et lui rend la santé. C'est pourquoi le Christ a dit: « Bienheureux les affligés, car ils seront consolés. »

41. Dans vos afflictions regardez au-dessous de vous et non au-dessus; songez à ceux qui souffrent encore plus que vous.

42. Le désespoir est naturel chez celui qui croit que tout finit avec la vie du corps; c'est un non-sens chez celui qui a foi en l'avenir.

43. L'homme est souvent l'artisan de son propre malheur ici-bas; qu'il remonte à la source de ses infortunes, et il verra qu'elles sont pour la plupart le résultat de son imprévoyance, de son orgueil et de son avidité, et par conséquent de son infraction aux lois de Dieu.

44. La prière est un acte d'adoration. Prier Dieu, c'est penser à lui; c'est se rapprocher de lui; c'est se mettre en communication avec lui.

45. Celui qui prie avec ferveur et confiance est plus fort contre les tentations du mal, et Dieu lui envoie de bons Esprits pour l'assister. C'est un secours qui n'est jamais refusé quand il est demandé avec sincérité.

46. L'essentiel n'est pas de beaucoup prier, mais de bien prier. Certaines personnes croient que tout le mérite est dans la longueur de la prière, tandis qu'elles ferment les yeux sur leurs propres défauts. La prière est

pour elles une occupation, un emploi du temps, mais non une étude d'elles-mêmes.

47. Celui qui demande à Dieu le pardon de ses fautes ne l'obtient qu'en changeant de conduite. Les bonnes actions sont la meilleure des prières, car les actes valent mieux que les paroles.

48. La prière est recommandée par tous les bons Esprits; elle est en outre demandée par tous les Esprits imparfaits comme un moyen d'alléger leurs souffrances.

49. La prière ne peut changer les décrets de la Providence; mais en voyant qu'on s'intéresse à eux, les Esprits souffrants se sentent moins délaissés; ils sont moins malheureux; elle relève leur courage, excite en eux le désir de s'élever par le repentir et la réparation, et peut les détourner de la pensée du mal. C'est en ce sens qu'elle peut non-seulement alléger, mais abréger leurs souffrances.

50. Priez chacun selon vos convictions et le mode que vous croyez le plus convenable, car la forme n'est rien, la pensée est tout; la sincérité et la pureté d'intention, c'est l'essentiel; une bonne pensée vaut mieux que de nombreuses paroles, qui ressemblent au bruit d'un moulin et où le cœur n'est pour rien.

51. Dieu a fait des hommes forts et puissants pour être les soutiens des faibles; le fort qui opprime le faible est maudit de Dieu : il en reçoit souvent le châtiment en cette vie, sans préjudice de l'avenir.

52. La fortune est un dépôt dont le possesseur n'est que l'usufruitier, *puisqu'il ne l'emporte pas avec lui dans la tombe;* il rendra un compte sévère de l'emploi qu'il en aura fait.

53. La fortune est une épreuve plus glissante que la misère, parce qu'elle est une tentation vers l'abus et les

excès, et qu'il est plus difficile d'être modéré que d'être résigné.

54. L'ambitieux qui triomphe et le riche qui se repaît de jouissances matérielles sont plus à plaindre qu'à envier, car il faut voir le retour. Le Spiritisme, par les terribles exemples de ceux qui ont vécu et qui viennent révéler leur sort, montre la vérité de cette parole du Christ : « Quiconque s'élève sera abaissé, et quiconque s'abaisse sera élevé. »

55. La charité est la loi suprême du Christ : « Aimez-vous les uns les autres comme des frères ; — aimez votre prochain comme vous-mêmes ; — pardonnez à vos ennemis ; — ne faites pas à autrui ce que vous ne voudriez pas qu'on vous fît » : tout cela se résume dans le mot *charité*.

56. La charité n'est pas seulement dans l'aumône, car il y a la charité en pensées, en paroles et en actions. Celui-là est charitable en pensées qui est indulgent pour les fautes de son prochain ; charitable en paroles, qui ne dit rien qui puisse nuire à son prochain ; charitable en actions, qui assiste son prochain dans la mesure de ses forces.

57. Le pauvre qui partage son morceau de pain avec un plus pauvre que lui est plus charitable et a plus de mérite aux yeux de Dieu que celui qui donne de son superflu sans se priver de rien.

58. Quiconque nourrit contre son prochain des sentiments d'animosité, de haine, de jalousie et de rancune, manque de charité ; il ment s'il se dit chrétien, et il offense Dieu.

59. Hommes de toutes castes, de toutes sectes et de toutes couleurs, vous êtes tous frères, car Dieu vous appelle tous à lui ; tendez-vous donc la main, quelle

que soit votre manière de l'adorer, et ne vous lancez pas l'anathème, car l'anathème est la violation de la loi de charité proclamée par le Christ.

60. Avec l'égoïsme, les hommes sont en lutte perpétuelle ; avec la charité, ils seront en paix. La charité, faisant la base de leurs institutions, peut donc seule assurer leur bonheur en ce monde ; selon les paroles du Christ, elle seule peut aussi assurer leur bonheur futur, car elle renferme implicitement toutes les vertus qui peuvent les conduire à la perfection. Avec la vraie charité, telle que l'a enseignée et pratiquée le Christ, plus d'égoïsme, d'orgueil, de haine, de jalousie, de médisance ; plus d'attachement désordonné aux biens de ce monde. C'est pourquoi le *Spiritisme chrétien* a pour devise : HORS LA CHARITÉ POINT DE SALUT.

Incrédules ! vous pouvez rire des Esprits, railler ceux qui croient à leurs manifestations ; riez donc, si vous l'osez, de cette maxime qu'ils viennent enseigner et qui est votre propre sauvegarde, car si la charité disparaissait de dessus la terre, les hommes s'entre-déchireraient, et vous en seriez peut-être les premières victimes. Le temps n'est pas loin où cette maxime, proclamée ouvertement au nom des Esprits, sera un gage de sécurité, et un titre à la confiance en tous ceux qui la porteront gravée dans leur cœur.

Un Esprit a dit : « On s'est moqué des tables tournantes ; on ne se moquera jamais de la philosophie et de la morale qui en découlent. » C'est qu'en effet nous sommes loin aujourd'hui, après quelques années seulement, de ces premiers phénomènes qui ont servi un instant de distraction aux oisifs et aux curieux. Cette morale, dites-vous, est surannée: « Les Esprits devraient bien avoir assez d'esprit pour nous donner quelque chose de neuf. » (Phrase spirituelle de plus d'un critique.) Tant mieux! si elle est surannée; cela prouve qu'elle est de tout temps, et les hommes n'en sont que plus coupables de ne l'avoir pas pratiquée, car il n'y a de vraies vérités que celles qui sont éternelles. Le Spiritisme vient la leur rappeler, non par une révélation isolée faite à un seul homme, mais par la voix des Esprits eux-mêmes qui, semblable à la trompette finale, vient leur crier : « Croyez que ceux que vous appelez morts sont plus vivants que vous, car ils voient ce que vous ne voyez pas, et entendent ce que vous n'entendez pas; reconnaissez dans ceux qui viennent vous parler vos parents, vos amis, et tous ceux que vous avez aimés sur la terre et que vous croyiez perdus sans retour ; malheur à ceux qui croient que tout finit avec le corps, car ils seront cruellement désabusés; malheur à ceux qui auront manqué de charité, car ils endureront ce qu'ils auront fait endurer aux autres! Écoutez la voix de ceux qui souffrent et qui viennent vous dire : « Nous souffrons pour avoir méconnu la puissance de Dieu et douté de sa miséricorde infinie; nous souffrons de notre orgueil, de notre égoïsme, de notre avarice et de toutes les mauvaises passions que nous n'avons pas su réprimer ; nous souffrons de tout le mal que nous avons fait à nos semblables par l'oubli de la loi de charité. »

Incrédules ! dites si une doctrine qui enseigne de pareilles choses est risible, si elle est bonne ou mauvaise. En ne l'envisageant qu'au point de vue de l'ordre social, dites si les hommes qui la pratiqueraient seraient heureux ou malheureux, meilleurs ou plus mauvais.

OUVRAGES DE M. ALLAN KARDEC

SUR LE SPIRITISME

QU'EST-CE QUE LE SPIRITISME?

Introduction à la connaissance du monde invisible ou des Esprits; contenant les principes fondamentaux de la doctrine spirite, et la réponse à quelques objections préjudicielles. Grand in-18; prix, 60 c.; par la poste, 70 c.

LE LIVRE DES ESPRITS.

Contenant: les principes de la doctrine spirite sur l'immortalité de l'âme, la nature des Esprits et leurs rapports avec les humains; les lois morales; la vie présente, la vie future et l'avenir de l'humanité, selon l'enseignement donné par les Esprits supérieurs à l'aide de divers médiums. 5e édition; grand in-18 de 500 pages. Prix, 3 fr. 50 c.; par la poste 4 fr.

TITRES DES CHAPITRES.

Introduction. — Prolégomènes.

LIVRE PREMIER. LES CAUSES PREMIÈRES.

CHAPITRE Ier. Dieu. — CHAP. II. Eléments généraux de l'univers. — CHAP. III. Création. — CHAP. IV. Principe vital.

LIVRE DEUXIÈME. MONDE SPIRITE OU DES ESPRITS.

CHAP. Ier. Des Esprits. — CHAP. II. Incarnation des Esprits. — CHAP. III. Retour de la vie corporelle à la vie spirituelle. — CHAP. IV. Pluralité des existences. — CHAP. V. Considérations sur la pluralité des existences. — CHAP. VI. Vie spirite. — CHAP. VII. Retour à la vie corporelle. — CHAP. VIII. Emancipation de l'âme: sommeil, rêves, somnambulisme, extase, seconde vue. — CHAP. IX. Intervention des Esprits dans le monde corporel. — CHAP. X. Occupations et missions des Esprits. — CHAP. XI. Les trois règnes.

LIVRE TROISIÈME. LOIS MORALES.

CHAP. Ier. La loi divine ou naturelle. — CHAP. II. Loi d'adoration. — CHAP. III. Loi du travail. — CHAP. IV. Loi de reproduction. — CHAP. V. Loi de conservation. — CHAP. VI. Loi de destruction. — CHAP. VII. Loi de société. — CHAP. VIII. Loi du progrès. — CHAP. IX. Loi d'égalité. — CHAP. X. Loi de liberté. — CHAP. XI. Loi de justice, d'amour et de charité. — CHAP. XII. Perfection morale.

LIVRE QUATRIÈME. ESPÉRANCES ET CONSOLATIONS.

CHAP. Ier. Peines et jouissances terrestres. — CHAP. II. Peines et jouissances futures. — Conclusion.

LE LIVRE DES MEDIUMS,

Ou Guide des médiums et des évocateurs. Contenant : l'enseignement spécial des Esprits sur la théorie de tous les genres de manifestations, les moyens de communiquer avec le monde invisible, le développement de la médiumnité, les difficultés et les écueils que l'on rencontre dans la pratique du Spiritisme, etc. ; pour faire suite au *Livre des Esprits*.

2e édition, augmentée d'un grand nombre d'instructions nouvelles. Grand in-18 de 500 pages. Prix, 3 fr. 50 c. ; par la poste, 4 fr.

TITRES DES CHAPITRES.

PREMIÈRE PARTIE. NOTIONS PRÉLIMINAIRES.

CHAP. Ier. Y a-t-il des Esprits? — CHAP. II. Le merveilleux et le surnaturel. — CHAP. III. Méthode. — CHAP. IV. Systèmes.

SECONDE PARTIE. DES MANIFESTATIONS SPIRITES.

CHAP. Ier. Action des Esprits sur la matière. — CHAP. II. Manifestations physiques. Tables tournantes. — CHAP. III. Manifestations intelligentes. — CHAP. IV. Théorie des manifestations physiques. — CHAP. V. Manifestations physiques spontanées. — CHAP. VI. Manifestations visuelles. Visions, apparitions. — CHAP. VII. Bi-corporéité et transfiguration. — CHAP. VIII. Laboratoire du monde invisible. — CHAP. IX. Des lieux hantés. — CHAP. X. Nature des communications. — CHAP. XI. Sématologie et typtologie. — CHAP. XII. Pneumatographie ou écriture directe. — CHAP. XIII. Psychographie. — CHAP. XIV. Des médiums. — CHAP. XV. Médiums écrivains ou psychographes. — CHAP. XVI. Médiums spéciaux. — CHAP. XVII. Formation des médiums. — CHAP. XVIII. Inconvénients et dangers de la médiumnité. — CHAP. XIX. Rôle des médiums dans les communications spirites. — CHAP. XX. Influence morale du médium. — CHAP. XXI. Influence du milieu. — CHAP. XXII. De la médiumnité chez les animaux. — CHAP. XXIII. De l'obsession. — CHAP. XXIV. Identité des Esprits. — CHAP. XXV. Des évocations. — CHAP XXVI. Questions que l'on peut adresser aux Esprits. — CHAP. XXVII. Des contradictions et des mystifications. — CHAP. XXVIII. Charlatanisme et jonglerie. — CHAP. XXIX. Réunions et Sociétés spirites. — CHAP. XXX. Règlement de la Société Spirite de Paris. — CHAP. XXXI. Dissertations spirites. — CHAP. XXXII. Vocabulaire spirite.

REVUE SPIRITE.

Journal d'études psychologiques, publié sous la direction de M. Allan Kardec, contenant le récit des manifestations matérielles ou intelligentes des Esprits; apparitions, évocations, ainsi que toutes les nouvelles relatives au Spiritisme. — L'enseignement des Esprits sur les choses du monde visible ou invisible, sur les sciences, la morale, l'immortalité de l'âme, la nature de l'homme et son avenir. — L'histoire du Spiritisme dans l'antiquité; ses rapports avec le magnétisme et le somnambulisme; l'explication des légendes et croyances populaires, de la mythologie de tous les peuples. — Les travaux de la *Société parisienne des études spirites*, fondée le 1er avril 1858.

La *Revue spirite* paraît tous les mois, par cahiers de 32 pages au moins, depuis le 1er janvier 1858, formant à la fin de l'année un fort vol. grand in-8, avec titre et couverture, contenant la matière de trois volumes ordinaires.

Prix de l'abonnement : France et Algérie, 10 fr. par an; étranger, 12 fr.; Amérique et pays d'outre-mer, 14 fr. — Tous les abonnements partent du 1er janvier. On ne s'abonne pas pour moins d'un an.

On s'abonne à Paris, au bureau de la *Revue*, 59, rue et passage Sainte-Anne, et par l'entremise de tous les libraires et directeurs de poste.

On ne reçoit que les lettres affranchies.

Pour les personnes hors de Paris, il suffit d'envoyer un mandat sur la poste, ou une traite à l'ordre de M. Allan Kardec, 59, rue et passage Sainte-Anne, en indiquant les numéros que l'on n'a pas reçus. On ne fait point traite sur les souscripteurs pour le prix d'abonnement.

On peut se procurer les collections de la *Revue* des années 1858, 1859, 1860 et 1861. Prix : chaque année séparément, 10 fr.; les quatre, prises ensemble, 30 fr. au lieu de 40.

Sommaire des articles publiés dans la REVUE SPIRITE *pendant la quatrième année.*

JANVIER. — Bulletin de la Société spirite de Paris. — Le *Livre des Médiums*. — La Bibliographie catholique contre le Spiritisme. — Lettre sur l'incrédulité, par M. Canu (1re partie). — L'Esprit frappeur de l'Aube. — Dissertations spirites : Les trois types (Gérard de Nerval). Cazotte. La voix de l'ange gardien (Channing). La coquetterie.

FÉVRIER. — Bulletin de la Société spirite de Paris. — M. Squire, médium. — Pénurie des médiums. — Lettre sur l'incrédulité, par M. Canu (suite et fin). — Entretiens familiers d'outre-tombe : Suicide d'un athée. — Questions et problèmes divers. — Dissertations spirites : L'année 1860. — L'année 1861. — Commentaire sur la dictée publiée sous le titre de : Le réveil de l'Esprit. — Les trois types (suite). — L'harmonie.

MARS. — Petit bonhomme vit encore; à propos de l'article de M. Deschanel dans les *Débats*. — La tête de Garibaldi. — Assassinat de M. Poinsot. — Entretiens d'outre-tombe : Madame Bertrand. — Mademoiselle Pauline M... — Henri Mürger. — L'Esprit et les roses. — Dissertations spirites : La loi de Moïse et la loi du Christ. — Leçons familière de morale (traduit du polonais). — Les missionnaires. — La France (Charlemagne). — L'ingratitude (Socrate).

AVRIL. — Encore un mot sur M. Deschanel. — M. Louis Jourdan et le *Livre des Esprits*. — Appréciation de l'histoire du merveilleux, de M. L. Figuier, par M. Escande, rédacteur de la *Mode-Nouvelle*. — La mer, par M. Michelet. — Entretiens d'outre-tombe : Alfred Leroy suicidé. — Jules Michel. — Correspondance : Lettre de Rome. — Dissertations spirites : La vérité va naître (Massillon). — Progrès d'un Esprit pervers. — Sur la jalousie chez les médiums.

MAI. — Société spirite de Paris. — Discours de M. Allan Kardec sur le renouvellement de l'année sociale. — L'Ange du choléra. — Phénomène des apports. — Entretiens d'outre-tombe : Le docteur Glas. — Questions et problèmes divers. — Dissertations spirites : Madame de Girardin. — La peinture et la musique (Lamennais). — Fête des bons Esprits. — Venez à nous. — Progrès intellectuel et moral. — L'inondation.

JUIN. — Discours sur la vie future, par Channing. — Correspondance : Lettre de M. Roustaing, avocat. — La prière (poésie). — Entretiens d'outre-tombe : Le marquis de Saint-Paul. — Henri Mondeux. — Madame Gourdon. — Effets du désespoir : M. Laferrière. M. Léon L... La veuve et le médecin. — Dissertations spirites : Beaucoup d'appelés et peu d'élus. — Occupation des Esprits. — La débauche. — Sur le Périsprit (Lamennais). — L'ange Gabriel. — Réveillez-vous (Helvetius). — Le Génie et la Misère (Gérard de Nerval). — Séparation de l'Esprit.

JUILLET. — Essai sur la théorie de l'hallucination. — Une apparition providentielle. — Entretiens d'outre-tombe : Les amis ne nous oublient pas dans l'autre monde. — Correspondance : Lettre du président de la Société spirite de Mexico. — Lettre du Cercle spirite de Constantinople. — Les dessins mystérieux. — Exploitation du Spiritisme. — Variétés : Les visions de M. O... — Les Esprits et la grammaire. — Dissertations spirites : Rôle des médiums dans les communications (Eraste). — L'Hôtel-Dieu (Gérard de Nerval. Alfred de Mussel). — La prière (Fénelon).

AOÛT. — Phénomènes psycho-physiologiques. — Des personnes qui parlent d'elles-mêmes à la troisième personne. — Manifestations américaines. — Entretiens d'outre-tombe : Dom Peyra, prieur d'Amilly. — Lettre de M. Mathieu sur les médiums trompeurs. — Dissertations spirites : De l'influence morale des médiums dans les communications (Eraste). — Des apports et autres phénomènes tangibles (Eraste). — Les animaux médiums. — Peuples, faites silence! (Byron). — J.-J. Rousseau. — La controverse (Bossuet). — Le Paupérisme. — La Concorde (Mardochée). — L'aurore des nouveaux jours (Staël).

SEPTEMBRE. — Le style c'est l'homme. Polémique entre plusieurs

Esprits. — Entretiens d'outre-tombe : La peine du talion. — Lettre de M. Mathieu sur la médianimité des oiseaux. — Lettre de M. Jobard sur les Spirites de Metz. — Lettre sur les Sociétés spirites de Lyon et de Bordeaux. — Dissertations spirites : Un Esprit Israélite à ses coreligionnaires. — Variétés : Un canard.

Octobre. — Le Spiritisme à Lyon. — Banquet des Spirites lyonnais. — Discours de M. Allan Kardec au banquet de Lyon. — Epître d'Eraste aux Spirites lyonnais. — Entretiens d'outre-tombe : E. Scribe. — Dissertations spirites: Les Crétins. — Si c'était un honnête homme, il se serait tué. — Les pauvres et les riches. — Différentes manières de faire la charité. — Rome et le Colisée. — La terre promise. — Egoïsme et orgueil. — Variétés : Société spirite de Metz.

Novembre. — La queue du moyen âge ; auto-da-fé de Barcelone. — Opinion d'un journaliste sur le *Livre des Esprits*. — Le Spiritisme à Bordeaux. — Réunion des Spirites bordelais. Discours. — Banquet offert par les Spirites bordelais à M. Allan Kardec. Discours. — Fables de circonstance, par M. Dombre de Marmande : Les Campagnards et le Chêne. — Le Hérisson, le Lapin et la Pie. — Bibliographie : Le *Livre des Médiums*, 2e édition. — Le Spiritisme à Metz (Société de Metz). — Le Spiritisme en Amérique, par mademoiselle Guérin.

Décembre. — Organisation du Spiritisme. — Nécrologie : Mort de M. Jobard (de Bruxelles). — Auto-da-fé de Barcelone (2e article). — La Fauvette, le Ramier et le petit Poisson, fable de M. Dombre. — Du Surnaturel, par M. Guizot. — Méditations philosophiques et religieuses, par l'Esprit de Lamennais.

Nota. La Revue Spirite a commencé sa cinquième année le 1er janvier 1862.

POUR PARAITRE PROCHAINEMENT :

Refutations, examen des critiques contre le Spiritisme, au point de vue du matérialisme, de la science et de la religion.

Les Voix du Ciel, lectures courantes sur les différentes parties de l'enseignement moral des Esprits.

Paris. — Typ. de Cosson et Comp., rue du Four-Saint-Germain, 43

OUVRAGES SOUS PRESSE OU EN PRÉPARATION

LE SPIRITUALISME RATIONNEL, par M. Lowe, Ingénieur, etc. 1 fort vol. in-12.

LA PHRÉNOLOGIE SPIRITUALISTE, par M. Carsle. 1 fort vol. in-12.

LE MAGNÉTISME SPIRITUALISTE expliqué par le SPIRITISME; par M. ***. 1 vol. in-12.

LE MERVEILLEUX DANS L'ANTIQUITÉ, AU MOYEN AGE ET DANS LES TEMPS MODERNES; trois séries de plusieurs volumes dont les trois suivants font partie :

1° APOLLONIUS DE TYANNE, sa vie, ses voyages et ses prodiges, par Philostrate, traduit du grec par M. *Chassang*. 1 fort vol. in-12. — Puis, successivement, dans le même format : JAMBLIQUE, PORPHYRE, PLOTIN, etc.

2° L'ENCHANTEUR MERLIN, son histoire et ses œuvres, par M. *de la Villemarqué*. 1 fort vol. in-12.

3° HISTOIRE DES CONVULSIONNAIRES ET DU DIACRE PARIS, d'après les documents authentiques, par M. *Mathieu*. 1 fort vol. in-12.

BIBLIOTHÈQUE DU MONDE INVISIBLE; collection de volumes in-12, de 250 à 280 pages, à 2 fr., comprenant un choix des meilleures communications données par les Esprits et par l'intermédiaire de médiums de tous les pays, recueillies par une société de Spirites.

Le premier volume qui sera publié contiendra les MÉDITATIONS PHILOSOPHIQUES ET RELIGIEUSES DICTÉES PAR L'ESPRIT DE LAMENNAIS, collationnées et annotées par M. *Allan Kardec*.

PARIS. — IMPRIMERIE DE COSSON ET COMP., RUE DU FOUR-SAINT-GERMAIN, 43.

www.ingramcontent.com/pod-product-compliance
Ingram Content Group UK Ltd.
Pitfield, Milton Keynes, MK11 3LW, UK
UKHW020420220726
13923UKWH00005B/2058

9 782019 301958